LE

SAUVEUR DE LA RESPIRATION

LES TRAITEMENTS POUR SE GUÉRIR SOI-MÊME
DES NOMBREUSES AFFECTIONS MORBIDES

Mon devoir le plus urgent
est d'empêcher la formation des maladies pulmonaires qui
produisent la plus grande mortalité prématurément.
Nos instructions
nous sauvegarderont de ces dangereuses maladies
par l'entretien, en état de propreté, des voies respiratoires
qui sont les moteurs de la vie de toutes les créatures.

PAR

M. HENRICY

GÉOLOGUE, INGÉNIEUR CIVIL

Prix : 3 fr. 50

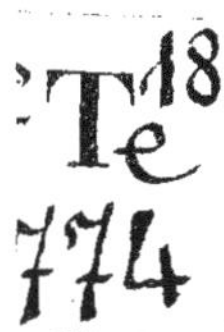

LE

SAUVEUR DE LA RESPIRATION

5278-93. — CORBEIL. Imprimerie ÉD. CRÉTÉ.

LE
SAUVEUR DE LA RESPIRATION

LES TRAITEMENTS POUR SE GUÉRIR SOI-MÊME
DES NOMBREUSES AFFECTIONS MORBIDES

Mon devoir le plus urgent
est d'empêchér la formation des maladies pulmonaires qui
produisent la plus grande mortalité prématurément.

Nos instructions
nous sauvegarderont de ces dangereuses maladies
par l'éntretien, en état de propreté, des voies respiratoires
qui sont les moteurs de la vie de toutes les créatures.

PAR

M. HENRICY

GÉOLOGUE, INGÉNIEUR CIVIL

EN VENTE :

Chez M. CAMUT, Éditeur-Libraire

7, QUAI VOLTAIRE

et chez tous les libraires de Paris.

Prix : 3 fr. 50

INTRODUCTION

Il est de notre devoir le plus impérieux de sauvegarder
l'humanité des souffrances prolongées; avant les intérêts de la
médecine.

Depuis plus de quarante ans nous suivons attentivement la
malheureuse situation que la majeure partie des médecins in-
flige aux malades qui leur sont confiés, pour les guérir aussi
promptement que possible, pour délivrer ces malheureux malades des souffrances cruelles, aggravées par la lenteur systé-
matique des médecins qui prolongent les souffrances pour
donner satisfaction à leur cupidité, qui fait vivre la médecine
et amasser fortune.

Le système doctrinal commet deux délits à la fois : le premier, de prolonger systématiquement les maladies et de récla-
mer indûment des honoraires; ce sont deux fautes très graves que l'opinion publique jugera suivant ses sentiments.

Le système de la majorité des médecins et les intérêts des
malheureux malades sont inconciliables; par opposition des
besoins; les malades ont besoin d'être guéris promptement et
les médecins ont besoin des longues maladies; donc les médecins sont les ennemis les plus dangereux de l'humanité souffrante; les médecins, sous aucun prétexte, ne doivent être
payés avant la guérison des malades.

Nous avons des médecins nombreux qui soignent leurs
malades comme leurs enfants, aussi il n'existe point de carrière
plus méritoire que celle des médecins qui remplissent fidèle-
ment leurs devoirs envers leurs malades.

L'humanité souffrante réclame avec urgence la modification

de la constitution de la médecine qui en abuse depuis plus d'un siècle.

Veuillez, chers lecteurs, bien observer les enseignements qui constituent la formation des mucosités qui obstruent les voies respiratoires.

Les glaires se forment par l'altération de l'air dans les petits logements surtout où l'air manque. Veuillez, chers lecteurs, autant que possible éviter les logements d'un volume d'air de moins de 25 *mètres cubes*, surtout quand il y a plusieurs personnes qui attirent et repoussent continuellement l'air qui s'épaissit et forme ces horribles crachats ; ces glaires solidifiées qui obstruent les voies respiratoires et qui, sans les soins suivant la nature du mal ; pour arracher ces matières solidifiées qui sont les racines des maladies pulmonaires, qui entraînent des millions de nos semblables dans l'éternité ; heureusement les temps de la spéculation sur les souffrances humaines sont passés.

Les lumières nouvelles nous éclaireront pour nous guérir nous-mêmes, et la vie humaine se prolongera en moyenne de quinze ans en se soignant suivant la nature du mal.

L'heureuse découverte de la formation des glaires solidifiées par l'altération de l'air impur qui est continuellement attiré et repoussé par les mouvements des poumons, l'air s'échauffe et se décompose en glaire obstructive.

Veuillez, chers lecteurs, ne jamais fermer entièrement les fenêtres de vos logements. S'il n'y a qu'une fenêtre qui s'ouvre à deux battants, laissez un vide entre les battants de 4 à 6 centimètres ; s'il y a deux fenêtres qui offrent le même volume d'air, laissez un vide pour le passage de l'air de 4 centimètres ; si les respirateurs sont nombreux, il est logique de laisser le passage de l'air plus large ; plus les plafonds sont bas, plus il faut rélargir le passage de l'air ; surtout pendant les chaleurs de l'été.

Maintenant, chers lecteurs, vous êtes renseignés que l'air pur est indispensable à la vie, surtout dans les logements trop serrés, l'air est continuellement attiré et repoussé par les mouvements des poumons, l'air s'épaissit se décompose et obstrues les voies respiratoires et les poumons finissent par s'échauffer et les maladies pulmonaires, dans ce cas, deviennent incurables.

LE SAUVEUR DE LA RESPIRATION

POUR SE SOIGNER ET SE GUÉRIR SOI-MÊME

CONTRE DE NOMBREUSES AFFECTIONS MORBIDES

Ayant consacré une grande partie de mon existence à l'étude des sciences naturelles, je viens de mettre la dernière main à un ouvrage important qui traite de la science naturelle des profondeurs de la surface de la terre, de l'empire des mers et de tout ce qui a trait à la Géologie. J'ai consacré dans cette œuvre plusieurs chapitres destinés à éclairer mes semblables sur la formation de certaines maladies, les remèdes peu coûteux à employer pour les vaincre sans l'aide de la médecine et la manière de s'en servir.

Mes principes humanitaires et l'ardent désir que j'ai de soulager ceux qui souffrent, me font un devoir de porter à la connaissance du public le résultat des études et des recherches qui m'ont amené à la découverte des propriétés bienfaisantes renfermées dans un précieux liquide que l'on nomme Petroleum.

Il n'est pas utile que je fasse connaître dans cet opuscule la formation du petroleum, puisque mon ouvrage principal le contient *in extenso* ; je me bornerai simplement à un résumé succinct de tous les avantages certains que les malades peuvent retirer du remède que je préconise.

Les nombreuses substances réunies dans le petroleum forment un balsamique salutaire qui guérit de nombreuses douleurs et arrête les maladies à leur début ; les plus importantes, celles sur lesquelles je m'étendrai plus longuement, sont les maladies pulmonaires ; une foule d'autres affections ne demandent au contraire que fort peu de développement ; je vais préalablement les énumérer :

<h3 style="text-align:center">1°. — Chute des cheveux.</h3>

Lorsque l'on s'aperçoit que les cheveux commencent à tomber il faut immédiatement employer le petroleum, que l'on verse dans le creux de la main, comme l'huile de toilette, et frictionner fortement le cuir chevelu soir et matin.

Il est de toute nécessité de se faire raser les cheveux avant de se servir du remède que l'on continuera jusqu'à la pousse complète des cheveux, ce qui demande à peu près un mois.

<h3 style="text-align:center">2°. — Inflammations douloureuses produites par le frottement de la selle du cheval.</h3>

Faire le mélange de deux tiers d'eau et d'un tiers de petroleum, et frictionner deux ou trois fois par jour les parties enflammées ; la douleur et l'inflammation ne tardent pas à disparaître.

<h3 style="text-align:center">3° — Malaises généraux précurseurs des maladies.</h3>

Dès que l'on se sent incommodé, prendre à jeun un demi-verre à liqueur de petroleum pendant plusieurs jours et au besoin se frictionner l'estomac et le ventre avec ce même liquide et tout malaise disparaîtra ; on évite ainsi quelquefois de très graves maladies en prenant cette précaution.

4°. — Affections des pertes occasionnées par la métrorrhagie de la matrice.

Prendre une petite éponge que l'on fait tremper dans un mélange de 708 centilitres d'eau tiède et un tiers de petroleum, introduire cette éponge assez haut dans l'organe génital pour qu'elle puisse tenir et renouveler l'imbibition trois fois par jour. Dans le cas où le tiers de petroleum serait insuffisant, faire un mélange de la moitié et même des 3/4 de petroleum et d'eau, ce liquide est un agent puissant pour resserrer les organes et amener la guérison en peu de jours.

5°. — Asthme.

Celui qui est affligé de la maladie d'asthme peut pour éprouver un soulagement immédiat sinon une complète guérison prendre matin et soir un demi-verre à liqueur de petroleum.

6°. — Rhumatismes.

Frictionner fortement les parties endolories avec un morceau de flanelle préalablement imbibé dans le liquide (petroleum), renouveler l'opération plusieurs fois par jour jusqu'à ce que l'on ait obtenu complète guérison. En cas de récidive, continuer les frictions.

7°. — Les indigestions.

Frictionner l'estomac et le ventre avec du petroleum, une chaleur bienfaisante se produira aussitôt, sous l'action de la chaleur le malade s'endormira et, à son réveil, le malaise n'existera plus.

8°. — Maladie secrète.

Laver l'organe avec moitié petroleum et moitié d'eau trois fois par jour jusqu'à complète guérison qui demande douze à quinze jours. Boire le matin à jeun et le soir avant le coucher un verre à liqueur de pétrole vierge.

9°. — Le croup et l'angine.

Afin de combattre victorieusement ces terribles ennemis de l'enfance, dont la contagion s'étend même aux grandes personnes, tremper une plume d'oiseau dans le petroleum et en humecter la gorge du malade plusieurs fois, au bout de quelques heures l'inflammation aura disparu et la voix se rétablira.

10°. — Maux de tête.

Frictionner vigoureusement la tête pendant dix minutes avec du petroleum à l'état pur, et mettre au besoin des compresses.

11°. — Maladies de la peau.

Frictionner les parties malades et au besoin toute l'étendue du corps avec de la flanelle humectée de petroleum et renouveler ce pansement matin et soir, huit jours à peine suffiront pour la guérison complète.

12°. — La coqueluche.

Cette affection se produit par l'engorgement des fosses nasales et l'embarras des muqueuses, il faut pour l'arrêter faire la toilette d'hygiène, c'est-à-dire verser 20 gouttes de petroleum dans un bol d'eau tiède de 5 à 6 centilitres dans laquelle on aura fait infuser de nombreux herbages formant un puissant balsamique, et le faire aspirer au malade par les narines au moyen d'une petite éponge. Ce petit nettoyage enlèvera toutes les mucosités et les matières qui engorgent les fosses nasales, rendant ainsi la propreté aux voies respiratoires, indispensable aux organes de l'homme.

Au bout de quelques jours, les tourments occasionnés par la violence de la toux auront cessé.

J'ai l'intention d'établir plusieurs laboratoires où chacun pourra apprendre à se soigner et à se guérir des maux nombreux qui affligent l'humanité ; de vulgariser ainsi le petroleum, ce précieux sauveur de la respiration que les médecins dédaignent précisément parce qu'il guérit.

13°. — Fluxions des joues produites par la carie des dents.

Les courants d'air dans la partie creuse d'une dent gâtée arrêtent la circulation du sang qui s'échauffe, se décompose et amène une fluxion de la face aussi désagréable que douloureuse et dont la durée est souvent de quinze jours. Aussitôt les premiers symptômes de ce vilain mal, s'empresser de frotter la joue atteinte avec du petroleum, plusieurs fois par jour, la circulation du sang se rétablira promptement et le mal disparaîtra.

14°. — Inflammations, foulures.

Ces affections se produisent chez les cavaliers et les vélocipédistes. Mélanger 5 centilitres de petroleum avec la même quantité d'eau et laver plusieurs fois dans la journée les parties malades.

15°. — Maux de reins, torticolis et autres douleurs de la même nature.

Frictionner matin et soir les parties douloureuses avec de la flanelle imbibée de petroleum, jusqu'à complète guérison.

16°. — Engelures.

Afin d'arriver à une guérison rapide, mélanger le petroleum et l'eau par moitié et frictionner les pieds et les mains atteints du mal, matin et soir; continuer souvent les petits pansements dans la crainte de renouvellement.

DES MALADIES PULMONAIRES.

Le petroleum est le sauveur de la respiration : il possède, par ses vapeurs salutaires, les vertus nécessaires pour entretenir en état de propreté les voies respiratoires, et ses puissantes qualités sont la sauvegarde de la vie humaine.

Les affections pulmonaires se forment par le refroidissement des glaires vaporeuses, l'oxygène respiratoire s'épaissit, la respiration s'altère et, faute de soins, suivant la nature du mal, les voies respiratoires s'obstruent depuis les fosses nasales jusqu'aux poumons, augmentant ainsi le danger de l'asphyxie. L'engorgement des voies respiratoires conduit fatalement à la phtisie pulmonaire ou engendre d'autres affections de poitrine qui se compliquent graduellement et altèrent tous les organes de la constitution humaine.

Les maladies pulmonaires sont une plaie pour la société qui a un immense intérêt à s'éclairer et tenter de mettre un frein aux terribles souffrances qu'engendre cette cruelle maladie qui décime la race humaine. Pour cela, il faut qu'elle fasse des études approfondies pour arriver à se soigner elle-même sans le concours de la médecine qui ne peut rien, ou plutôt ne veut rien faire, car elle y trouve son profit.

N'est-il pas en effet malheureux, je dirai plus, indigne de voir que la médecine n'a fait ni nouvelles études, ni progrès, pour empêcher la formation de ces dangereuses maladies et les guérir, car depuis cinquante ans la médecine n'a progressé en aucune sorte et le *vulgum pecus* se demande à quoi cela tient; la réponse en est toute simple : c'est que les médecins ont tout intérêt à s'accrocher le plus longtemps possible à la vieille routine qui leur procure tant d'avantages pécuniaires.

Nous sommes tous nés avec un besoin absolu d'entretien et de propreté des voies respiratoires depuis les narines jusqu'aux poumons; malheureusement les générations qui nous ont précédés n'ont jamais pu découvrir par quel moyen on pouvait arriver à les entretenir en bon état. A toutes les époques les médecins des nations les plus civilisées ont vécu largement des soins donnés à leurs malades. Investis d'une confiance illimitée, ces hommes ont toujours trouvé les moyens de laisser vieillir les gros rhumes qui amènent inévitablement les obstructions, germes de toutes les maladies pulmonaires. N'arrêtez pas les gros rhumes à leur début, disent-ils, non plus que les obstructions des muqueuses : cela pourrait être dangereux. Cela serait certainement dangereux, mais non pas pour vos santés, chers lecteurs, mais pour les intérêts des praticiens que vous appelez près de vous. Si vous suivez le système préconisé par la majeure partie des médecins vous arrivez forcément à entretenir la malpropreté des voies respiratoires et les longues et douloureuses maladies qui en sont presque toujours les conséquences fatales. Or qu'en résulte-t-il? la gangrène du sang qui se transmet de génération en génération, de sorte que les enfants venant au monde sont atteints par les maladies pulmonaires et toujours au profit des médecins qui les entretiennent.

Il n'est pas nécessaire d'être versé dans la science de la thérapeutique pour se soigner soi-même et se guérir, il suffit d'être prudent et circonspect tout en possédant quelques notions très simples sur la médecine usuelle. Soignez-vous donc vous-mêmes, croyez-moi, et vous ne vous en porterez que mieux sous tous les rapports, tant au point de vue de la santé qu'au point de vue pécuniaire.

Un rhume au début n'est qu'une légère indisposition que l'on peut faire disparaître le jour même de sa formation, en le soignant suivant la nature du mal. Aussitôt que l'on sent un refroidissement, on doit se faire éternuer assez souvent pour empêcher l'obstruction des muqueuses et faire la toilette d'hygiène deux fois matin et soir.

Pour éviter l'engorgement des bronches il faut continuellement veiller avec soin à la propreté des narines en enlevant les éléments durcis ; on humecte le doigt avec un peu de salive ou de l'huile de toilette et on enlève ces petites croûtes qui toujours forment les obstructions des voies respiratoires, puis ensuite au moyen du petit doigt, on fait une pression sous le haut des narines de manière à ouvrir les voies respiratoires, de sorte qu'en respirant fortement on permet à l'air de pénétrer par le vide restant sous le doigt dans les muqueuses et dans les bronches jusqu'aux poumons ; cela fait, la respiration circule librement, la toux est supprimée et les engorgements ne peuvent se produire. A l'aide de la toilette d'hygiène, les petits soins et le petroleum sont la base de la santé. La médecine s'est toujours abstenue de prescrire des remèdes pour nettoyer les fosses nasales et les muqueuses, c'est cela surtout que nous lui reprochons.

Le petroleum que j'ai désigné plus haut sous le nom de sauveur de la respiration empêche les obstructions des fosses nasales, des muqueuses et des bronches, ajoutez à cela que le remède est fort simple et très peu coûteux ; il suffit simplement de 25 à 30 gouttes de petroleum, dans 5 centilitres d'infusion d'herbages, aussi chaude que l'on peut la supporter ; on y trempe une petite éponge serrée de la grosseur d'une noisette à l'aide de laquelle on aspire les précieuses vapeurs liquides, puis on aspire également un peu de tabac, de muguet, de bétoine, de la poudre de l'aune, de la poudre d'arnica mélangée avec du muguet, dont les effets sternutatoires font fondre les glaires solidifiées dans les fosses nasales, les muqueuses et dans les bronches ; ces glaires fondues circulent librement et s'expectorent avec facilité et il n'y a plus besoin ni lieu de tousser.

Voilà, chers lecteurs, avec quelle simplicité on peut assurer la vie à des centaines de milliers de personnes en établissant soi-même le fonctionnement régulier de la respiration sans autres outils que les doigts humectés avec de la salive ou de l'huile de toilette.

Il me reste encore pour ne rien laisser dans l'obscurité à passer en revue les affections meurtrières de la phtisie pulmonaire.

Pour donner une idée de la cruauté inouïe de la phtisie pulmonaire, je vais vous dresser un tableau de la mortalité qu'elle entraîne :

M. le docteur Gouel, chevalier de la Légion d'honneur, médecin de l'hôpital de Villepinte et M. de Brémont, médecin du lycée Condorcet, déclarent dans une brochure que la phtisie pulmonaire menace de détruire les forces vives de la nation et qu'aucune individualité n'est exempte de son atteinte. M. le docteur Landouzy, professeur de la Faculté de médecine de Paris, a annoncé dans sa chaire que sur 44 216 décès provenant d'affections tuberculeuses, 10 702 sont dus à la phtisie pulmonaire.

Voici un fléau dont il faudrait autrement prendre souci que du choléra, car si ce dernier est une cause de panique, l'autre devrait être un motif réel de terreur.

Pour emprunter encore des chiffres à la leçon d'ouverture du Cours d'hygiène, je dirai que si le choléra a en cinquante ans fait mourir à Paris 58 060 personnes, la phtisie pulmonaire a fait en cinq années, de 1880 à 1885, 66 206 victimes, sans compter les nombreuses affections de poitrine qui sont dix fois plus nombreuses.

Il faut donc moins se préoccuper de l'épidémie arrivant à grand fracas et permettant au moins de prendre toutes les précautions que la prudence et la raison commandent, que du fléau qui s'introduit chaque jour dans les familles et sans bruit.

D'après ces données chaque personne doit comprendre qu'il est important de déraciner ces maladies héréditaires qui font de si terribles ravages, car si les affections pulmonaires augmentent si rapidement, c'est parce que les générations au sang impur lèguent ce maudit héritage à leurs descendants.

J'offre plus loin une intéressante instruction à ce sujet, ayant été assez heureux d'avoir découvert les moyens d'arrêter ce fléau par la propreté des voies respiratoires qui est une des conditions essentielles pour paralyser les progrès des anciennes maladies; à moins toutefois que les poumons ne soient trop gravement attaqués par l'ancienneté du mal. Il est du devoir de toutes les autorités d'employer les moyens qui sont à leur disposition pour sauver l'humanité des griffes meurtrières de la phtisie pulmonaire qui détruit plus de monde que les armées de toutes les nations. Jugez encore sur les renseignements fournis par l'École de médecine qui établissent que de 1884 à 1889 la phtisie pulmonaire a fait 76 941 victimes.

Si la mortalité par la phtisie pulmonaire atteignait les mêmes proportions dans les départements qu'à Paris, sur une population d'environ 36 000 000 d'habitants, hors de Paris, nous aurions en France une mortalité de 3 131 147 victimes causées par cette maladie. Ainsi pendant les dix dernières années 3 147 011 personnes sont mortes par le sang gangrené et cela provient d'un simple refroidissement des glaires dans les muqueuses et dans les fosses nasales, que beaucoup de médecins trouvent avantageux de laisser s'obstruer, ces affections étant, pour eux, de véritables poules aux œufs d'or. En les soignant au début ces indispositions sont insignifiantes, ainsi que je l'ai déjà dit, et dans le cas où elles viendraient à se déclarer en voyage le moyen très simple et très expéditif de faire fondre les glaires durcies dans les fosses nasales et dans les muqueuses est de provoquer immédiatement l'éternuement. Ce petit mouvement convulsif du diaphragme chasse l'air qui passe aussitôt par le nez et par la bouche, si la respiration ne s'effectuait pas librement il faudrait faire continuer l'éternuement afin de faire cesser la toux. Au besoin la toilette d'hygiène que j'ai déjà recommandée est utile dès que l'on sent un peu d'oppression.

Que demande la nature humaine ? l'entretien de propreté des voies respiratoires : tous ceux qui se refusent ces petits soins se rendent coupables envers eux-mêmes et toute la faute leur incombe s'ils deviennent poitrinaires.

« Si les médecins aimaient leurs clients autant que « l'argent, la population et la fortune publique doubleraient « en moins de cent ans. »

Les progrès que le monde est en droit de demander à
l'art médical, c'est évidemment d'arriver à empêcher la
formation des affections pulmonaires autant que possible,
et de guérir promptement les maladies dont on n'a pu
empêcher la formation.

Les médecins vivent de leur métier qui consiste à visiter
les malades et à les guérir : si donc la médecine empêchait
la formation des maladies pulmonaires et si elle les guérissait
promptement il en résulterait un décroissement qui dimi-
nuerait considérablement le lucre des médecins, qui alors
au lieu de rouler carrosse et d'avoir cette prospérité produit
de la spéculation sur la souffrance humaine, vivraient très
médiocrement.

Si la médecine avait fait autant de progrès qu'elle en a
laissé faire aux maladies pulmonaires depuis cinquante ans,
nous aurions depuis longtemps oublié ces fléaux destructeurs de l'humanité. Mais prévoyants de leur fortune les
médecins dans la crainte de perdre leur clientèle ne se sont
livrés à aucune nouvelle étude sur la matière qui nous
occupe.

Je suis effrayé, chers lecteurs, de l'énorme mortalité pro-
duite par les maladies suivantes, savoir :

L'angine, le croup, la bronchite, la pneumonie, la pleu-
résie, la fluxion de poitrine, la laryngite, la tuberculose,
la phtisie pulmonaire, l'éruption des intestins, l'influenza,
la fièvre typhoïde, les rhumatismes et la goutte.

Toutes ces maladies sont les conséquences naturelles les
unes des autres, elles partent toutes de la même cause,
c'est-à-dire du refroidissement, pour produire sur l'orga-
nisme humain des effets tout différents suivant le tempé-
rament des malades.

A quoi doit-on attribuer la progression effrayante de ces
dangereuses maladies qui déciment les populations euro-

péennes et les menacent continuellement de leurs ravages destructeurs? Les moyens d'arrêter le mal étaient inconnu.

Cela est dû, il faut bien l'avouer, à l'imprudence de l'homme qui ne prend pas assez soin d'entretenir en état de propreté ses voies respiratoires, seul palladium de sa santé ; aussi lorsque arrive une indisposition légère ou un refroidissement quelconque, l'engorgement des muqueuses se produit et les fosses nasales s'obstruent, d'où des symptômes assez alarmants pour demander au médecin ses soins et ses lumières. Qu'arrive-t-il alors ? Une chose monstrueuse,. mais souvent trop vraie et contre laquelle mon devoir m'ordonne de mettre en garde tous ceux qui me feront l'honneur de me lire. Arrivé au chevet de son malade, le médecin, s'il tient à remplir avec honneur et probité la mission sacrée à laquelle il est appelé, s'inquiète d'abord et très minutieusement des débuts de la maladie, il en examine les caractères, en suit les phases avec ardeur si elle progresse malgré ses soins, et s'évertue par tous les moyens que la science met en son pouvoir à épuiser aussi rapidement que possible le fléau qu'il combat. Il est noble et grand celui-là, qui en dehors de toute spéculation de métier agit de la sorte, car ce n'est plus alors un médecin artisan, mais un bienfaiteur de l'humanité.

Malheureusement ils sont peu nombreux les médecins qui font ainsi litière de leur métier et du lucre qu'il peut leur procurer, pour ne penser qu'au soulagement de ceux qui souffrent. Ordinairement un trop grand nombre de ces praticiens ne pensent qu'à éterniser les maladies qu'ils soignent afin d'en tirer profit ; à cet effet, ils ne donnent à leurs clients que des remèdes dont les substances anodines sont impuissantes à enrayer le mal. Cet égoïsme est non seulement impardonnable, mais il est encore indigne de l'homme qui se respecte.

Le médecin qui, en quelque sorte, a charge d'existences, devrait se rappeler ce vieil adage « *E probitate decus* », la plupart du temps il en fait fi, l'appât du gain étant chez lui plus fort que les sentiments de l'honneur. Les malades pour lui ne sont que des clients et pas autre chose, ils lui représentent le bien-être, la fortune et avec elle les jouissances de toutes sortes, dans la maladie il trouve un Pactole dont il sonde les profondeurs avec volupté.

Croyez-moi, chers lecteurs, soignez-vous vous-mêmes en prenant les précautions que je vous ai indiquées et en vous servant du petroleum aux doses prescrites par mon expérience, et vous éviterez, soyez-en certains, les terribles maladies dont je vous ai donné la nomenclature et qui empoisonnent l'existence humaine.

LA DIPHTÉRIE ET LE PETROLEUM.

Je suis heureux de faire connaître la confirmation que le docteur Flahaut, médecin de Neuville-Champ-d'Oisel (Seine-Inférieure), a fait publier dans le *Petit Journal* — cette publicité était reproduite par nombre de journaux — sur de nombreuses guérisons par le précieux remède du petroleum dans les voies respiratoires, le précieux liquide qui guérit promptement la coqueluche, le croup, l'angine et toutes les inflammations des voies respiratoires. D'après les communications de M. le docteur Flahaut l'épidémie de diphtérie qui a commencé au mois d'avril 1891 avait complètement disparu en juin 1892.

Le docteur Flahaut a traité soixante-dix personnes au commencement de l'épidémie par les remèdes usuels de l'ancienne doctrine, les vomitifs, le chlorate de potasse, le cubèbe, l'acide phénique, l'acide salicylique, citrique, borique, le sublimé, le perchlorure de fer, etc. ; trente personnes ont été traitées avec ces onze remèdes sur lesquels il est survenu neuf décès.

Le docteur Flahaut a proposé aux parents d'employer un moyen désespéré, c'était le badigeonnage au petroleum qui a sauvé quarante épidémiques ; suivant le docteur Flahaut le traitement ne présente aucune difficulté ni aucun danger, ce badigeonnage n'est pas douloureux comme les anciens remèdes ci-dessus, les malades éprouvent une sensation douce et calmante sans aucune irritation, le pineeau doit être humecté avec le petroleum.

Dernièrement une personne d'une haute notoriété dans la médecine agitait une délicate mais importante question, celle de la liberté de l'exercice de la médecine en France, la presse s'en empara aussitôt et voulant faire connaître l'avis de la médecine, fit interviewer trois docteurs dont les réponses que je m'empresse de faire connaître à mes lecteurs viennent en quelque sorte corroborer mes dires.

Le premier docteur interrogé répondit que la loi réglant l'exercice de la médecine n'a qu'un but, donner au public une garantie de la science et, dans la mesure du possible, de l'honnêteté et de la moralité de ceux qui sont appelés à le soigner ; malheureusement, dit-il, cette garantie si nécessaire est insuffisante dans bien des cas, car le public ne possède aucun moyen de contrôle sur la manière de faire du médecin, il est à sa merci d'une façon absolue et indéniable, et ne possède aucune défense contre lui. C'est pourquoi un médecin consciencieux et qui tient à faire honneur à sa profession ne doit jamais sous aucun prétexte exiger ses honoraires d'avance.

Il y a certainement dans notre corporation, ajoute-t-il

des brebis galeuses, mais de là conclure à une généralité, il y a loin. Souvent il arrive qu'un médecin est appelé au chevet d'une personne que l'on croit ou qui se croit atteinte de maladie et qui ne l'est pas en réalité, dans ces conditions non seulement il y a une question de conscience pour le médecin d'en aviser la famille du prétendu malade et de rassurer ce dernier, mais c'est encore une question d'humanité.

Le deuxième docteur dit : La suppression du diplôme donnerait des résultats épouvantables, je ne veux cependant pas dire pour cela que certains hommes non diplômés soient incapables de bonne besogne, telle n'est pas ma pensée, car je sais pertinemment qu'il y a certaines personnes qui sans avoir fait d'études médicales arrivent à parfaitement soigner et guérir certaines affections, donc on a le droit imprescriptible de se faire soigner par qui ce soit.

Enfin le troisième docteur déclare que cette méthode ne donnerait peut-être pas de mauvais résultats, il y aurait évidemment des charlatans, dit-il, mais ceux qui détiennent légalement le droit d'exercer se livrent parfois à des trafics si odieux qu'on n'ose plus les défendre.

N'est-ce pas là une preuve que la liberté de la médecine est une thèse que l'on doit soutenir? C'est mon avis.

Pour me résumer, je recommande chaleureusement comme remède contre les maladies que je viens d'énumérer le petroleum qui, à mon point de vue, renferme toutes les vertus nécessaires à la guérison de l'humanité souffrante avec l'infusion des quinze sortes d'herbages.

La médecine paraît plus systématiquement opposée que jamais à annihiler toutes les nouvelles découvertes qui pourraient empêcher la formation des obstructions et les engorgements des bronches par les refroidissements, principaux facteurs donnant naissance aux maladies pulmonaires.

Aussitôt qu'une nouvelle découverte est présentée à l'Académie de médecine, le lendemain la presse est payée assez chèrement pour dénigrer et ridiculiser le nouveau remède qui préviendrait et guérirait ces cruelles maladies dont les ravages s'étendent sur toutes nos contrées.

Si la mortalité continue à progresser comme elle l'a fait depuis cinquante ans, la population française diminuera de plus de 35 p. 100 en moins d'un demi-siècle, et l'extinction de notre race arrivera fatalement. Les médecins paraissent accepter d'un cœur léger ce déplorable résultat, sans doute pour rester fidèles au principe qu'il faut des malades aux médecins et qu'il ne faut rien négliger pour accroître la clientèle. Si les autorités supérieures ne font rien pour modifier cette déplorable situation de l'humanité souffrante si maltraitée, les générations sont vouées à une rapide décroissance et elles finiront par disparaître avec les médecins eux-mêmes.

La médecine devrait légalement restituer le quadruple des sommes qu'elle se fait payer en prolongeant les souffrances de ses patients, car il est rationnel que les médecins doivent une compensation à leurs victimes pour les souffrances qu'ils leur infligent sans autre motif que de donner satisfaction à leur cupidité.

Les médecins devraient être déconcertés de voir une mortalité aussi élevée. Si par leurs soins nous lisons dans les journaux des récits très flatteurs à l'adresse de savants docteurs avides d'accroître leur réputation, nous pensons que les journalistes qui les célèbrent vivent de leur métier et que ce sont les honoraires des souffrances prolongées des patients — c'est-à-dire l'argent des victimes — qui paient l'encens prodigué à leurs bourreaux.

Il existe nombre de médecins qui paient des individus pour acheter aux guérisseurs des remèdes souverains contre de nombreuses affections que les médecins diplômés ne peuvent ou ne veulent pas guérir. L'homme de paille, l'indicateur qui achète ces médicaments à l'instigation des médecins, n'a d'autre but que de faire traduire le guérisseur en police correctionnelle, en prétextant que ce dernier l'aurait empoisonné, et souvent de sévères condamnations viennent frapper ainsi des hommes qui ne voulaient faire que le bien. Ces guérisseurs sans diplôme rendent souvent la santé aux personnes que les médecins ont abandonnées et qu'ils auraient laissé mourir.

Pour arrêter la formation des maladies, il est du devoir absolu des médecins d'agir promptement, de ne laisser jamais s'aggraver le mal, surtout dans les voies respiratoires. Il est urgent de laisser à la respiration son parcours régulier, car la gêne respiratoire est le germe des maladies les plus dangereuses.

Que de malheurs n'éviterait-on pas en prenant des précautions dès le début d'une indisposition occasionnée par le refroidissement ! C'est de là que viennent presque tous les maux immédiats : les bronchites, les maladies pulmonaires, la fièvre typhoïde qui enlèvent de 25 à 30 000 personnes chaque année à Paris, par l'obstruction des muqueuses et des bronches, produisant des congestions cérébrales et occasionnant ainsi trop souvent la plus désolante des maladies, la maladie mentale.

Le médecin vit de son métier et fait fortune en prolongeant les maladies : voilà la grande science qui procure la prospérité à la majorité des médecins ! La privation de remèdes efficaces et l'emploi de remèdes inefficaces, voilà les causes principales qui torturent l'humanité souffrante et la déciment trop souvent.

Ces médecins commettent toujours deux péchés mortels à la fois : 1° en prolongeant les souffrances des malheureux

malades ; 2° ces médecins osent se faire payer des honoraires, quand ils sont les auteurs des longues et douloureuses maladies ; ce sont des fautes graves, pour ne pas
dire criminelles, que l'opinion publique a jugées depuis
longtemps, en attendant que les juridictions compétentes
examinent cette triste et malheureuse situation des
souffrances humaines, qui augmentent progressivement ;
donc ces médecins sont les ennemis les plus dangereux
pour l'humanité souffrante.

Les personnes qui prendront le temps de me lire appren-
dront à connaître les moyens d'empêcher la formation des
maladies pulmonaires, à appliquer les remèdes par les
narines sans aucune peine pour faire remonter les glaires
solidifiées dans les bronches à la discrétion de l'expectora-
tion sans efforts de toux.

Avant de terminer la partie qui a trait à la médecine il
est également de mon devoir de dire que certaines maladies des chevaux peuvent se guérir à l'aide du petroleum.
Ces fidèles serviteurs de l'homme rendent assez de services pour mériter que l'on s'en occupe d'une façon tout à
fait particulière.

MALADIES DES CHEVAUX.

Rhumatismes.

Tremper un morceau de drap de laine dans le petroleum
et frictionner vigoureusement les jambes matin et soir
jusqu'à complète guérison ; le sang se remettra en circulation et l'inflammation disparaîtra. Si par suite de temps
humide les douleurs se reproduisaient, il serait indispensable de recommencer les mêmes frictions pour chasser
définitivement le mal. Il est également nécessaire de bou-

chonner vigoureusement les chevaux rhumatisants, cette pratique a pour résultat de faciliter la circulation du sang dans les jambes et le long de l'épine dorsale.

Le rhumatisme de la race chevaline se transmet de génération en génération comme chez tous les êtres animés.

Si les capsules synoviales des tendons fléchisseurs venaient à s'enfler, si en un mot le cheval avait les molettes, il serait urgent de recommencer le même genre de frictions au petroleum.

Indigestions.

Ces affections sont généralement dues au refroidissement survenu à la suite de transpiration subite. Le remède le plus sûr et le plus expéditif consiste à essuyer le plus rapidement possible la sueur refroidie et à frictionner fortement le malade avec du petroleum sur toutes les parties du corps pendant une heure au moins. Cela fait, on doit couvrir le malade avec soin pour conserver la chaleur et éviter ainsi les congestions cérébrales. Si le remède est appliqué à temps, la guérison est certaine.

On peut sûrement arrêter la formation des fluxions de poitrine et des bronchites dès les premiers symptômes de la maladie par des frictions vigoureusement appliquées. Ne jamais oublier d'éloigner la lumière et le feu du malade, la vapeur chaude du petroleum étant susceptible de s'enflammer à une distance de quelques mètres.

Cornage des chevaux.

Je possède également le remède infaillible de guérir complètement la maladie du cornage dans l'espace de douze à treize jours au maximum.

L'ouvrage important que je viens d'élaborer et qui est appelé à avoir un immense retentissement dans le monde entier à cause des connaissances utiles qu'il renferme, comprend en outre de la médecine dont j'ai extrait quelques passages pour en donner connaissance au public, tout ce qui a trait aux sciences naturelles et à la Géologie ; sa propagation étant très utile, je vais le résumer très succinctement :

1°. — Constitution de l'origine de la surface de la terre.

Les lumières de la nouvelle théorie de Géologie éclairant le monde jusque dans les profondeurs de la terre nous ont fait connaître les assises des principaux organes du globe indispensables à la vie de toutes les créatures terrestres.

Le bouleversement de la surface du globe a formé la constitution d'où est sorti l'ensemble de l'origine du monde.

La surface de la terre rendue imperméable par les cendres, les calcaires, la chaux, le plâtre cuit et la chaleur du feu incandescent était aplanie et de même niveau (1).

2°. — Constitution des voûtes imperméables par le travail de la nature, d'après la nouvelle théorie de Géologie.

Les voûtes imperméables sont les conservatrices de la chaleur concentrée et des eaux pluviale, stagnante et courante de la surface de la terre.

Si la nature n'avait pas gratifié les sous-sols de voûtes imperméables, l'infiltration des eaux eût été telle que leur

(1) A suivre dans l'*Histoire de la Terre universelle et de l'Empire des Mers*, une très intéressante et instructive lecture.

anéantissement n'eût pas été de longue durée, de cette manière il n'aurait jamais existé d'êtres vivants sur le globe, l'eau étant une condition *sine quâ non* de leur existence.

Le Génie de la nature a constitué environ 87 voûtes imperméables construites par les cendres après la destruction du feu incandescent qui couvrait les cinquante milliards d'hectares ; la dernière voûte est d'une profondeur de 7 000 mètres.

La chaleur du feu incandescent s'est concentrée naturellement sous les voûtes qui chauffent les profondeurs à 30 degrés centigrades par kilomètre, la dernière voûte possède donc une chaleur de 210 degrés centigrades.

La vieille doctrine enseigne que les profondeurs de la terre ne sont qu'une fournaise embrasée à l'état de fusion et d'ébullition, ce malheureux système d'enseignement qui n'a pas varié depuis plus d'un siècle a égaré les esprits et les a jetés dans l'embarras et la confusion, car vouloir définir le feu central qui n'a jamais existé, c'est une aberration indigne de la science et que l'on a tort de propager dans les institutions supérieures des hautes études qui ont égaré les générations dans l'ignorance.

3°. — Formation du petroleum sur toute la surface du globe.

Après le bouleversement du feu incandescent qui couvrait toute l'étendue du globe, la tranquillité atmosphérique s'est rétablie, les astres ont repris leur cours naturel, les brouillards et les vapeurs sont montés vers les cieux, amenant une pluie fine et abondante qui a fait naître une végétation substantielle.

L'eau et les végétaux combinés ensemble ont, aidés par

une douce chaleur provenant de la flamme céleste, donné naissance à des milliards de millions de poissons qui vivaient et se mouvaient entre les fleurs et les plantes, c'est de cette masse végétale et animale qu'est sorti le précieux petroleum (1).

Ce puissant liquide possède encore actuellement plus près de 32 substances que de 22 reconnues par les chimistes il y a plus de 50 ans.

Il est assez riche en vertus salutaires pour offrir à la race humaine et animale plus de cinquante services supérieurs.

4°. — Formation des éruptions volcaniques par la nouvelle théorie de Géologie.

Les premières éruptions volcaniques se sont formées par le trop-plein de petroleum entre la première voûte imperméable et la surface de la terre d'une profondeur de 100 à 400 mètres suivant les remblais et les déblais produits par les torrents du grand déluge.

Cette première voûte était couverte d'une certaine quantité de petroleum qui a naturellement allumé des feux d'une grande violence : ces feux ont mis les minéraux électromoteurs en fusion d'où sont sortis des courants électriques d'une incalculable puissance.

Les éruptions des matériaux ardents, les laves, les cendres et tous les éléments volcaniques étaient projetés à des milliers de mètres de hauteur.

Il est clairement établi que ces feux sont naturels et cessent faute de combustibles sans lesquels il ne reste qu'un horrible trou noir qui demeure plongé dans un sommeil éternel.

(1) A suivre dans l'*Histoire de la Terre universelle et de l'Empire des Mers*, une très intéressante et instructive lecture.

D'après l'ancienne doctrine, il résulte que les éruptions arrivent du centre de la terre d'une hauteur de 1591 lieues, cela est d'une impossibilité absolue, attendu que ces données ne reposent sur aucune base sérieuse, puisque aucun mesurage n'a jamais pu être fait (à suivre l'instruction dans l'*Histoire de la Terre et de l'Empire des Mers*).

5°. — **Parcours du soleil.**

La distribution de la lumière par le soleil est d'une organisation vraiment merveilleuse. Le soleil a un parcours beaucoup moindre à l'équinoxe de l'automne et à l'équinoxe du printemps.

Le soleil distribue sa lumière sur toute l'étendue du globe, son parcours est d'une vitesse de 7200 lieues en 24 heures, 1800 lieues en moins de rapidité que la rotation du globe, attendu que la distance du parcours du soleil est de 25 p. 100 plus courte que celui de la rotation du globe qui tourne à une vitesse de 9000 lieues par 24 heures (suivre l'instruction dans l'ouvrage précité).

6°. — **L'arrondissement imaginaire de la surface de la terre et des mers.**

Il est matériellement impossible que la surface de la terre et des mers soit arrondie ainsi que le prétend l'ancienne doctrine et que le décrivent les mappemondes; les lois de la nature et la constitution de la terre et des mers s'y opposent rationnellement et philosophiquement.

Et en effet, si la terre était ronde il n'existerait ni routes ni chemin de fer, l'agriculture serait impossible sur une pente de 50 p. 100, les torrents d'eau pluviale dévasteraient tout, et faute de récoltes alimentaires l'existence de tout être vivant serait impossible.

A l'appui de ses prétentions l'ancienne doctrine a imaginé une rotation centrifuge, il est bien heureux que ce mouvement n'ait jamais existé, sans cela le globe eût été bouleversé sens dessus dessous, les greniers des maisons seraient venus prendre la place des caves et *vice versa*.

7°. — La constitution du tonnerre.

Les révolutions célestes sont produites par les courants atmosphériques chargés de météores gelés du poids de 40 à 45 kilogrammes par 100 mètres cubes d'atmosphère. Les courants électriques qui produisent les éclairs en se heurtant dans les hauteurs du ciel et les bombes volcaniques qui éclatent avec fracas sous les couches des météores gelés sont projetés des foyers des volcans.

Le bruit du tonnerre est donc le résultat des chocs électriques et du broiement des glaces dont il suit naturellement les éclats en produisant les roulements lointains, ce qui établit que le tonnerre et le bruit résultent d'un seul mouvement par la fonte des glaces et des neiges.

8°. — La profondeur de la terre et les mystères qui entourent ce phénomène.

La dimension de la profondeur de la terre est incalculable faute de mesure métrique possible. Ou a cru devoir adopter pour son diamètre une dimension transversale de 3182 lieues. Les organisateurs primitifs du globe ont établi la surface sous la forme d'une sphère ronde oblique dont la circonférence serait de 9546 lieues, d'une hauteur

imaginaire de 12 728 kilomètres et d'une profondeur de
1591 lieues jusqu'au centre du globe (1).

D'après mes études géologiques le poids de la terre et
sa mystérieuse profondeur sont indéfinissables.

9°. — **Les mouvements de la rotation du globe qui
distribuent la respiration humaine, animale et végétale.**

La nature a édifié des millions de barrages dans le passage
des courants atmosphériques entre deux glissoires où sont
logés les passages de ces mêmes courants.

Cés phénomènes se sont naturellement formés en terre
et matériaux gelés de 60 à 80 degrés centigrades, et sont
éternellement couverts de glace ; ces barrages sont enclavés
entre les montants des glissoires supérieures.

Le premier barrage obstrue le bas du passage des courants atmosphériques et le deuxième barrage obstrue le
haut du deuxième. Un barrage sur l'autre en bas et en haut
force les courants de se précipiter directement contre des
centaines de milliers de barrages par seconde avec toute
la violence brutale de la température polaire qui lance
éternellement l'antique char en avant sans jamais prendre
de repos, et à une vitesse de 375 lieues à l'heure.

Quelle merveilleuse organisation dans tout le système
des mouvements organiques de la rotation du globe qui
fonctionnent avec une régularité telle qu'ils n'ont jamais
besoin de réparations.

Le passage des courants atmosphériques autour du globe
terrestre fut édifié par la nature pour sauvegarder l'édifi-
cation des mouvements de la rotation par la chaîne de

(1) A suivre une intéressante instruction dans l'*Histoire de la Terre et
des Mers*.

glace et de neige d'une hauteur de plusieurs milliers de
mètres sur l'autre rive des confins de cette même rotation,
empêchant ainsi les courants atmosphériques de se perdre
dans le grand désert de la terre morte.

Les chaînes blindées de glace sont d'une largeur d'environ 800 kilomètres et forment un rempart qui empêche
les courants atmosphériques de pénétrer sur l'autre rive
des confins, mais qui interdit aux hommes de s'approcher
de la rotation de deux cents lieues.

Depuis des millions d'années jamais déviation n'a été
constatée sur aucun des quatre points cardinaux dans la
vitesse rotatoire ; les chaînes de glace notre sauvegarde
sont éternellement les mêmes ; l'étendue de la terre couverte de neige et de glace est toujours gelée au même
degré au pôle sud et au pôle nord à une distance de 800 à
900 kilomètres, mais la nature a prévu le danger de la fonte
des glaces, aussi dans ces régions les orifices du passage
des courants atmosphériques sont découverts.

Contrairement aux autorités supérieures de la description
géographique qui ont divisé le globe en deux hémisphères
boréal et austral, nous disons, aidé par toutes sortes de
lumières sur la rotation du globe, que les pôles sont des
sphères qui représentent partiellement le globe terrestre et
pour faciliter notre enseignement géographique nous
plaçons le pôle nord en face du pôle sud et le pôle ouest
en face du pôle est (à suivre dans l'*Histoire de la Terre
universelle*, une intéressante lecture).

10°. — Des volcans.

La constitution des phénomènes volcaniques s'est simplement formée par la bizarrerie de la nature qui a produit
ces violents combustibles d'une puissance et d'une violence
unique.

Il y a plusieurs systèmes de feux et d'éruptions volcaniques, les plus violents, les plus considérables et les plus durables sont ceux qui sont alimentés de combustible, d'air et d'eau, sous les couches imperméables.

Les feux volcaniques sous les couches imperméables brûlent souvent par intermittence depuis trois à quatre mille ans; ces foyers ont consumé des milliards de barriques de petroleum sans profit pour personne, et sont au contraire des pertes considérables pour les habitants volcanisés.

Les profondeurs des foyers volcaniques sous les voûtes mesurent environ 400 à 500 mètres selon l'épaisseur des couches imperméables et aussi suivant l'épaisseur des remblais et déblais de la terre par le déluge, les feux volcaniques sont évidemment des feux naturels qui se sont formés d'après les lois naturelles.

Les parties essentielles du volcanisme sont les immenses cavités qui sont les réservoirs de combustible. Les courants électriques qui s'y trouvent sont les plus puissants expéditeurs pour faire sauter les matériaux du centre des foyers, jusqu'à la surface de la terre.

La formation et les éruptions volcaniques ont commencé leur révolution plus de 4 000 000 d'années après la constitution et les infiltrations du puissant petroleum sous les voûtes inaltérables et dans la terre pleine.

Les phénomènes épouvantables produits par les volcans ont fait le malheur des peuples riverains, et ce qu'il y a de triste à dire, c'est que personne ne pouvait à cette époque les instruire sur la cause et la durée de ces malheurs. Car l'ancienne doctrine des savants a toujours enseigné que les matières volcaniques arrivaient du centre de la terre, ce qui faisait croire aux malheureuses victimes que les éruptions volcaniques sortaient de l'enfer.

Il sera très intéressant pour les habitants des régions volcanisées de connaître les moyens de destruction de ces monstres ; les instructions que nous développons dans notre ouvrage et qu'il est utile de connaître, leur fourniront les moyens efficaces d'un anéantissement rapide et peu coûteux (1).

11°. — Origine de la houille.

La houille est le nerf du chauffage, de la locomotion, de l'industrie, du commerce, des sciences, des arts et de l'économie sociale. Toutes les substances qui ont formé ce précieux combustible sont énumérées dans mon ouvrage, et il serait trop long de les donner ici. Qu'il me suffise de dire que la houille provient des végétaux décomposés qui renfermaient un volume de carbone assez considérable d'où sont sorties toutes les houilles sous-marines, comme celles des continents.

Quelles sont donc les circonstances qui avaient favorisé un pareil développement des éléments carbonifères ? La majeure partie de cette grande richesse est due aux substances et à l'engrais du pétrole répandu sur toute la surface de la terre : tout cela a été combiné par les lois de la nature et de la température sous les couches imperméables résultant des matériaux ardents du feu incandescent.

12°. — Feu grisou. — Sauvegarde des mineurs contre les explosions.

Haute urgence de changer l'ancien système par une nouvelle organisation contre le feu grisou.

(1) A suivre dans l'*Histoire de la Terre universelle,* une très intéressante instruction.

Les directeurs des mines, les ingénieurs et les mineurs sont séparés par une antipathie native d'ancienne date très nuisible aux intérêts de tous et notamment des faibles ; il est indispensable de faire disparaître ces vieilles rancunes.

Les malheurs irréparables produits par le feu grisou arrivent neuf fois sur dix par des imprudences; les mineurs oublient trop facilement les cataclysmes qui ont frappé si cruellement les générations et qui devraient leur rester présents à la mémoire et les précautionner contre le retour de semblables désastres.

Les directeurs de ces dangereux travaux devraient chaque jour faire escorter les mineurs dont la vie se trouve menacée à la moindre infraction aux lois réglementaires de police et qui amène souvent l'asphyxie d'ouvriers mineurs par certaines.

Il faut également sévèrement interdire pipes et tabac, faire fouiller les hommes avant la descente dans les puits et en cas d'infraction leur faire payer des amendes et exclure les récidivistes.

Il faut enfin faire le moins d'économie possible sur les nettoyages et les arrosages, car les tas de poussière sont des nids à grisou qui attendent sous les voûtes l'occasion de prendre feu. Les arrosages rafraîchissent et purgent les galeries des poussières de houille qui, par leur long séjour, s'échauffent, s'allument et provoquent l'asphyxie des mineurs.

Pour conjurer les catastrophes occasionnées par le grisou, nous offrons les résultats de nos études dont nous espérons une heureuse solution (à suivre une longue et intéressante instruction dans l'*Histoire universelle*).

13°. — L'anthracite.

L'anthracite a la même origine que la houille dans les

terrains ignés formés de porphyre, de goudron, de salpêtre et de sulfate d'ammoniaque.

On brûle actuellement dans les poêles économiques de grandes quantités de gailletins maigres des mines de Cardiff, de Charleroi et d'autres. Les marchands ont baptisé improprement ces charbons du nom d'anthracite, car cette houille maigre est extraite des grandes profondeurs des mines, elle s'allume difficilement, cependant la richesse calorique a fort peu diminué. Ce charbon n'a ni odeur ni fumée et n'a aucune analogie avec l'anthracite (1).

14°. — Des sources.

Lorsqu'il tombe de fortes pluies qui n'ont qu'une courte durée, que d'épaisses couches de neige viennent à fondre, ou que le terrain soit imperméable, il s'établit dans les régions des courants qui tarissent promptement, la terre ne pouvant dans aucun de ces trois cas absorber instantanément toute l'eau qui se répandra à sa surface et ira se jeter à la mer sans avoir en rien contribué à l'utilité des besoins.

A l'exception des cas énumérés dans notre ouvrage, toutes les eaux et les pluies, les bruines, les brouillards, les rosées, les grêles, les grésils, les gelées blanches et le givre tombant sur la terre, la pénètrent plus ou moins profondément et en ressortent plus ou moins loin à des profondeurs différentes sous trois formes diverses : une partie de ces eaux s'élève en vapeurs, l'autre nourrit les plantes, la troisième entretient les sources.

Aussi longtemps que les eaux n'atteignent pas la nappe d'infiltration, cette dernière demeure stagnante, sans écoulement naturel possible, mais dès qu'elle arrive en contact

(1) A suivre une intéressante instruction dans l'*Histoire de la Terre universelle*.

avec le fond d'un thalweg, elle s'épanche par une source caractérisée; si le terrain se prête à des concentrations de la masse liquide, comme c'est le cas pour les calcaires, soit par des suintements, dont l'ensemble plus ou moins indécis au début finit par donner naissance à un cours d'eau. Ainsi dans les terrains franchement perméables les sources ne se trouvent jamais que dans les thalwegs.

On lira dans mon ouvrage tout ce qui a trait à l'infiltration des eaux et ce qu'elles produisent.

15°. — Puits artésiens.

Les couches superficielles de l'écorce terrestre peuvent être considérées comme étant saturées d'humidité, on en a facilement la preuve dans les mines, où même en l'absence de toute fissure on voit l'eau suinter sur les parois des galeries, fussent-elles constituées par le granit le plus compact. Une roche perméable, une assise de sable qui afflue au jour sur une étendue suffisante, devient donc dans la profondeur un véritable réservoir d'eau. Soit une assise de ce genre affectant la forme d'une cuvette recouverte d'une couche imperméable concordant au point le plus bas du bassin, la nappe d'infiltration alimentée par les pluies qui tombent et les suintements pluvieux, ne trouvant pas son écoulement dans les sources voisines, est soumise à une pression hydraulique considérable, cette pression sera égale au poids d'une colonne d'eau ayant pour hauteur la distance du point le plus élevé au point le plus bas, si la pression pouvait se transmettre intégralement. Dans ces conditions c'est à l'aide du forage que l'on obtient le puits artésien.

16°. — Les sondages.

L'art du sondage offre une importance qui intéresse

tous les peuples civilisés, le sondage nous éclaire dans les profondeurs de la terre, il nous fait connaître les éléments et les précieux minéraux qui sont la grande richesse des nations laborieuses ; c'est par le sondage que nous trouvons dans l'obscurité des profondeurs, le travail, le réveil du génie, la fortune et l'honneur. Les sondeurs fouillent constamment dans le sein de cette bonne mère qui nous nourrit tous.

Le travail d'une installation de sondage comprend deux phases bien différentes qui n'ont qu'un seul motif, c'est-à-dire de forer les profondeurs de la terre pour découvrir ce que la surface du sol ne produit pas, cela nous oblige à traverser souvent de nombreuses couches de différentes substances pour trouver les gisements qui dorment dans les profondeurs depuis des siècles.

Le sondeur ne doit avoir qu'une préoccupation en saluant son appareil le matin, c'est d'éviter avant tout de se blesser ni fracturer l'outillage qui lui est confié. Les outils de moindre importance demandent beaucoup plus de soins, pour éviter qu'ils s'égarent ou se perdent dans le trou de sonde, où ils endommagent les trépans et les tarières ; les sondeurs doivent toujours connaître exactement la profondeur du trou de sonde et l'inscrire au fur et à mesure que les sondes descendent, pour qu'en cas de rupture d'une tige, on puisse aussitôt se rendre compte à quelle profondeur l'accident a eu lieu.

Mon ouvrage donne des instructions très complètes sur les sondages à grandes dimensions ; les moyens de sauvetage des outils tombés dans le trou de sonde ; les procédés pour la descente et l'extraction des tubes ; les outils à chute libre ; et le sondage horizontal.

Je mets cet opuscule en circulation, afin que le public en le lisant puisse avoir un aperçu des travaux importants que

j'ai élaborés et à la suite desquels j'ai écrit un ouvrage
d'un intérêt sans nul autre semblable.

Cet ouvrage se trouve dans les grandes librairies de
Paris, où j'ai également déposé une certaine quantité de
petroleum à la disposition de ceux qui voudraient se rendre
compte des propriétés bienfaisantes de ce précieux liquide.

Les librairies où mon ouvrage se vend sont :

1°. **M.** **Camut**, éditeur libraire technique,
7, quai **Voltaire**.

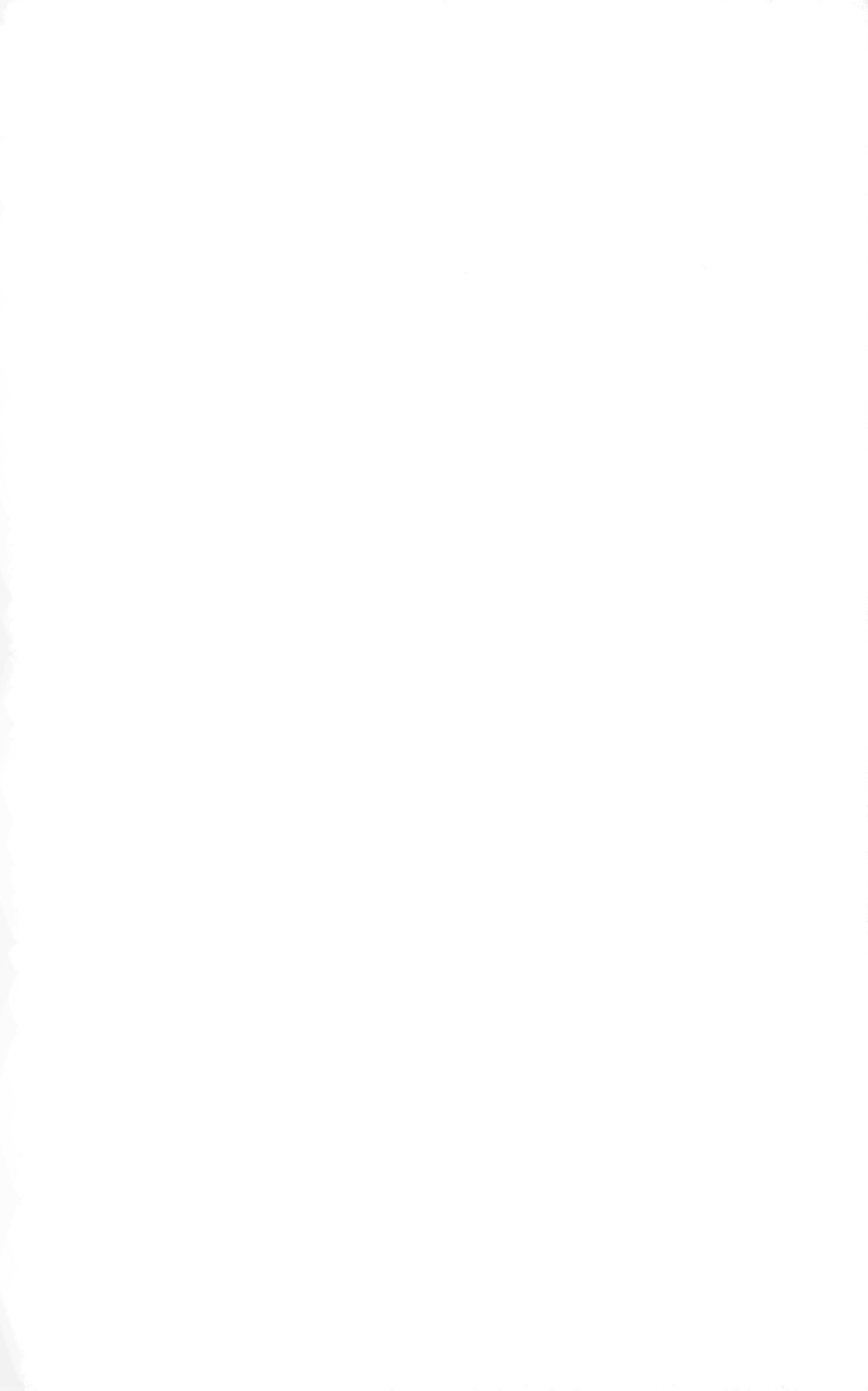

www.ingramcontent.com/pod-product-compliance
Ingram Content Group UK Ltd.
Pitfield, Milton Keynes, MK11 3LW, UK
UKHW020040080726
13614UKWH00004B/1875